DES

VÉGÉTATIONS DE L'OMBILIC

CHEZ LES NOUVEAU-NÉS

PAR

E. BROUSSOLLE

INTERNE A L'HOPITAL DES ENFANTS-MALADES

PARIS

LIBRAIRIE G. STEINHEIL

2, RUE CASIMIR-DELAVIGNE, 2

—

1886

DES

VÉGÉTATIONS DE L'OMBILIC

CHEZ LES NOUVEAU-NÉS

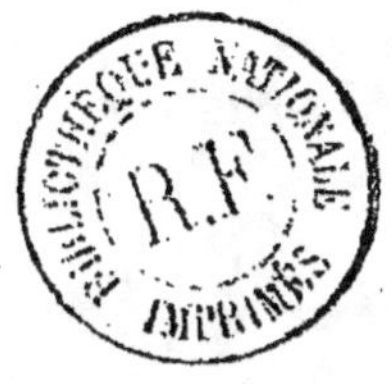

PAR

E. BROUSSOLLE

INTERNE A L'HOPITAL DES ENFANTS-MALADES

PARIS

LIBRAIRIE G. STEINHEIL

2, RUE CASIMIR-DELAVIGNE, 2

—

1886

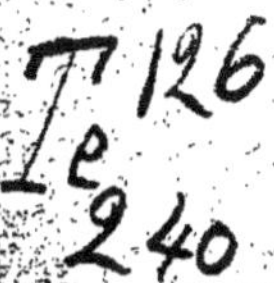

DES

VÉGÉTATIONS DE L'OMBILIC

CHEZ LES NOUVEAU-NÉS

Il n'est pas rare de rencontrer chez des enfants nouveau-nés des petites végétations de l'ombilic dont le début remonte à quelques jours après la naissance, offrant l'apparence de petits bourgeons charnus et disparaissant sans récidive après l'ablation.

Ayant eu l'occasion d'en observer cinq cas en très peu de temps à la consultation de chirurgie, à l'Hôpital des Enfants-Malades, nous avons cherché à retracer l'histoire de ces tumeurs.

Historique, synonymie.—Nous en trouvons la première mention dans un article de Dugès, qui leur donne le nom de fongus de l'ombilic des nouveau-nés (1).

Depuis, cette affection a reçu les dénominations les plus diverses, suivant l'interprétation qu'on en a donnée ou la différence d'aspect qu'elle peut fournir :

---

(1) Dugès. *Dictionnaire de médecine en 15 volumes*, 1834, t. XII, p. 159.

Excroissance fongueuse de l'ombilic, Nélaton (1), puis Condie (2).

Excroissance de l'ombilic, Cooper Forster (3).

Bourgeonnement de l'ombilic, Depaul (4).

Granulome de l'ombilic, Virchow (5), Nicaise, *Dict. de Dechambre* (6).

Tumeur verruqueuse de l'ombilic, Holmes (7).

Végétation ombilicale, Guersant (8).

Fongosités de la région ombilicale, Descroizilles (9).

Petits polypes vasculaires de l'ombilic, Owen (10).

Steiner (11) et Marduel (12) conservent la dénomination de fongus de l'ombilic donnée par Dugès.

Nous citerons enfin deux articles importants au point de vue de l'histoire anatomique de ces tumeurs :

Chandelux. *De l'adénome et du granulome de l'ombilic chez les enfants* (13).

Lannelongue et Frémont. *De quelques variétés congénitales de l'ombilic et spécialement des tumeurs adénoïdes diverticulaires* (14).

---

(1) Nélaton. *Pathologie chirurgicale*, 1ʳᵉ édition, t. III, p. 528.

(2) Condie. *A practical treatise on the diseases of the children*. Philadelphie, 1858, p. 698.

(3) Cooper Forster. *Surgical diseases of children*. London, 1860, p. 106. (Avec une planche.)

(4) Depaul. *Dictionn. de Dechambre*, art. Nouveau-nés, t. XIII, série 2, p. 549.

(5) Virchow. *Traité des tumeurs*, trad. française, I, II.

(6) Nicaise. *Dict. de Dechambre*, art. Ombilic, t. XV, série 2, p. 177.

(7) Holmes. *Thérapeutique des affections chirurgicales des enfants*, traduction française de Larcher, p. 241.

(8) Guersant. *Notice sur la chirurgie des enfants*, p. 368.

(9) Descroizilles. *Manuel de pathologie infantile*, p. 73.

(10) Owen. *The surgical diseases of children*. Londres, 1885, p. 257.

(11) Steiner. *Compendium des maladies des enfants*, traduction, p. 492.

(12) Marduel. *Dict. Jaccoud*, art. Ombilic, p. 492.

(13) Chandelux. *Arch. de physiologie*, 1881.

(14) Lannelongue et Frémont. *Arch. de médecine*, janvier 1884, p. 36.

Dans le cours de notre description, nous emploierons la dénomination de végétation ou celle de granulome, qui sont les deux plus usitées.

Ces tumeurs ne sont pas rares ; en l'espace de quatre mois nous en avons observé cinq cas. Guersant et Holmes les ont rencontrées fréquemment, et Dugès les considérait comme une affection « peu connue, bien qu'assez fréquente. »

On les rencontre chez les nouveau-nés dans les premières semaines qui suivent la naissance (Guersant), du deuxième au quatorzième jour; ce qui constitue déjà un caractère d'une grande importance. Ce ne sont pas des tumeurs congénitales, mais des tumeurs acquises.

Le début, l'époque d'apparition de ces végétations est variable, mais dans des limites assez restreintes ; elles aparaissent pendant la chute du cordon mais surtout immédiatement après.

L'influence du mode de ligature du cordon ne paraît pas être bien grande sur leur développement, et nous n'avons trouvé mentionnée aucune particularité à ce sujet, ni dans nos cinq observations, ni dans trois cas rapportés dans le mémoire de Lannelongue.

De ce que ces tumeurs débutent dans les premiers jours qui suivent la naissance, il ne s'en suit nullement que ce soit à cette période qu'on les rencontre le plus fréquemment. La plupart du temps on présente des enfants à une époque beaucoup plus tardive, parce que l'attention n'est pas éveillée sur cette petite excroissance si minime au début.

Quelquefois on se méprend sur la nature de la tumeur et ce n'est que plus tard qu'on tend à y porter remède.

Aussi est-ce plutôt dans les premiers mois de la vie qu'on a à observer ces végétations, de 2 à 4 et même 7 mois (Cooper Forster).

Leur fréquence est à peu près la même dans les deux sexes; nous en avons vu 4 cas chez des garçons pour 1 chez une fille, tandis que Lannelongue cite 3 cas dont 2 chez des petites filles, ce qui rétablit la proportion, eu égard au petit nombre de cas où le sexe a été spécifié.

Dans certains cas, ces végétations coexistent avec des hernies congénitales, mais la hernie se rencontre de préférence dans d'autres tumeurs elle-mêmes congénitales (kystes sébacés, adénomes).

Les végétations sont le plus souvent uniques; cependant, Depaul en aurait observé plusieurs sur le même sujet.

Leur volume est assez variable, il dépend de l'ancienneté de la tumeur, mais on doit savoir que leur développement n'est pas uniforme, car l'accroissement est beaucoup plus rapide au début ; en quelques jours, ils atteignent un volume assez grand pour ne s'accroître que lentement les semaines suivantes.

L'apparence la plus ordinaire est celle d'une petite excroissance de couleur rouge tranchant avec la coloration des téguments voisins.

L'aspect est ordinairement luisant, brillant, comme humide ; la surface, tantôt lisse et unie et peut-être plus souvent ridée, sillonnée et comme mamelonbée. Elle rappelle à s'y méprendre l'aspect d'un bourgeon charnu de bonne nature.

Leur forme varie peu : elle est arrondie ou cylindroïde, de là les comparaisons avec un grain de blé, une cerise, une petite fraise ; lorsque la tumeur est plus étendue en longueur, elle affecte la forme d'un petit cylindre de 1 centimètre à 1 centimètre et demi de hauteur sur une base un peu moins large.

D'autres fois on peut mieux les comparer à un tubercule ou à une papille (Holmes), à un mamelon ou à un polype (Guersant, Owen).

Depaul en distinguait deux variétés : la première s'offrant sous l'apparence d'un point rougeâtre au niveau d'une ulcération, la deuxième constituée par une petite pyramide à base adhérente.

Deux caractères importants sont tirés de l'irréductibilité des granulomes et de leur consistance spéciale.

Il n'est pas possible de faire disparaître en entier le granulome par la pression digitale; s'il est de petit volume, on parvient à l'enfoncer dans le bourrelet ombilical ; mais, lorsqu'on déprime les bords de l'orifice, la tumeur réapparaît avec son volume primitif.

La consistance des granulomes est molle, elle donne la sensation particulière aux tissus fongueux qui se laissent déprimer et aplatir facilement.

Nous avons décrit les caractères habituels de la partie accessible à la vue des végétations ; il faut maintenant étudier leur mode d'implantation, c'est-à-dire leur base et les rapports qu'elle affecte avec la région.

La base des végétations est quelquefois de même largeur que le reste de la tumeur; mais plus souvent elle présente comme un étranglement, il existe un petit pédicule facile à apercevoir en déplissant le bourrelet ombilical. Alors on peut préciser le mode d'implantation qui est sur les côtés, et la plupart du temps sur la moitié inférieure de la cicatrice ombilicale, non point en son milieu, mais sur ses bords. Cette partie resserrée ne se continue pas directement avec la peau, il existe un sillon plus ou moins profond, mais toujours assez net, où les caractères du derme cessent brusquement; à la teinte blanche des téguments fait suite la coloration rosée ou rouge de la végétation.

Il n'a pas été question, dans la description du sommet de la tumeur, de la partie la plus saillante la plus exposée; c'est que dans la majorité des cas, il n'y a pas de tendance à l'ulcération, pas de tendance à l'hémorrhagie, et que les caractères de coloration et d'aspect sont identiques dans ce point à ceux du reste de la tumeur.

Nous verrons que ces caractères négatifs ont leur importance au moment du diagnostic.

Ces tumeurs s'accompagnent presque toujours de la production d'une sérosité sanguinolente, d'un liquide visqueux ou d'un exsudat purulent d'abondance variable. On peut se demander si ce n'est pas cette sécrétion plus abondante que de coutume qui favorise la production des granulomes, et si ces

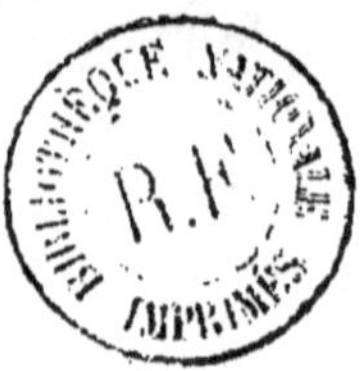

tumeurs ne sont pas plutôt l'effet que la cause de l'écoulement. C'est ce que nous discuterons lorsque nous nous occuperons de leur pathogénie.

La présence de cet écoulement, qui attire l'attention dès le début, ne tarde pas à déterminer une petite excoriation de la partie extérieure du bourrelet ombilical et cette ulcération, dans un cas cité par Forster chez un enfant de un an et demi, atteignait des dimensions assez grandes ; il est vrai d'ajouter que cette tumeur de date ancienne, puisqu'elle était apparue à la naissance, avait acquis un poids et un volume considérables.

Ce liquide offre souvent ce caractère de tacher les linges en jaune (Lannelongue, obs. IV et VI), particularité qu'on ne retrouve pas dans les autres tumeurs. Dans certaines circonstances, la végétation est plus vasculaire et les tumeurs de cette nature offrent deux caractères signalés par plusieurs auteurs : d'une part, la teinte plus rouge au moment où l'enfant pousse des cris ; d'autre part, la facilité des hémorrhagies. Cette variété que Virchow range dans les fongus granulants, ne doit pas être confondue avec les nævi de l'ombilic qui sont congénitaux.

De la vascularité de certaines végétations dépend cet aspect spécial qui les a fait comparer par Forster à une petite hémorrhoïde allongée.

Les accidents locaux de ces tumeurs sont minimes. Citons seulement l'abondance de l'écoulement, le suintement hémorrhagique, mais rarement de véritables hémorrhagies.

Elles n'occasionnent pas de douleur et les cris des enfants ne sont dus dans bien des cas qu'à l'irritation de la tumeur par les froissements qu'elle subit ; si certains auteurs ont cité des hémorrhagies et l'inflammation comme complication de ces tumeurs, il faut demander s'ils n'ont pas eu en vue d'autres tumeurs des nouveau-nés et principalement les tumeurs adénoïdes congénitales. C'est ainsi que Holmes range dans ces tumeurs une observation dans laquelle la tumeur verruqueuse est parcourue dans une courte étendue par un petit canal.

Ces trois symptômes : ulcération, hémorrhagie, présence d'un canal dans l'intérieur de la tumeur, n'appartiennent nullement aux végétations acquises de l'ombilic.

Marche. — Ces tumeurs s'accroissent avec rapidité dans les premiers jours et les premières semaines et elles atteignent bientôt le volume d'un pois, d'une lentille, d'une petite fraise.

Ce développement a lieu par des bourgeons successifs, ce qui donne à la tumeur un aspect lobulé et mamelonné. Le granulome peut ainsi s'accroître lentement pendant des semaines et des mois, sans tendance à diminuer ni à s'atrophier.

Cependant quelques auteurs (Guersant, Steiner, Descroizilles), pensent que dans certains cas le granulome tombe avec le temps. Le plus souvent il est nécessaire d'intervenir. Ce n'est que dans des cas exceptionnels qu'il survient des récidives. Steiner dit avoir observé un cas dans lequel le moignon granuleux reparut à la suite d'ablations répétées et persista jusqu'à la quatrième année.

Pathogénie. — Voici comment Dugès expliquait la formation de ces tumeurs: « Comme toute partie mortifiée, le cordon om-
« bilical se détache par une ulcération de la peau à laquelle il
« a si longtemps adhéré et cette ulcération fournit à peine, la
« plupart du temps et durant la première journée, une goutte
« de sérosité purulente. Chez quelques enfants elle dure deux
« ou trois jours et, chez d'autres elle donne naissance à des
« fongosités qui, baignées dans le pus que le repli cutané re-
« tient autour d'elles, ne tardent pas à s'accroître. »

Cette opinion, fondée sur une théorie erronée du mécanisme de la chute du cordon, est admise par Nélaton.

Guersant dit que cette tumeur « n'est pas autre chose qu'un
« bourgeon charnu qui a pris l'aspect d'un polype. »

Il nous paraît prématuré de rechercher la cause de l'apparition en cette région des tumeurs (myxomes, papillomes), lorsque nous ignorons quelles sont les causes de leur développement dans tout autre point de l'organisme. Nous nous bornons à constater le fait de la fréquence de leur existence au niveau de la cicatrice ombilicale, au moment où vient de se terminer le travail de séparation du cordon et de ses divers éléments.

Diagnostic. — Le diagnostic des végétations de l'ombilic ne présente pas de difficultés, si on se borne à les différencier des autres tumeurs de la région. Il n'en est plus de même si on veut spécifier la variété anatomique de chacune d'elles. C'est à l'examen microscopique qu'il faut demander la solution de la seconde partie du problème.

Nous n'aurons d'abord en vue que le diagnostic clinique qui doit être fait avec la hernie ombilicale, les kystes, les tumeurs vasculaires et les adénomes.

Il suffit d'avoir vu un cas de végétation de l'ombilic, ou même d'être prévenu de leur existence, pour ne pas prendre cette affection pour une hernie. C'est pourtant sous cette dénomination que la maladie est la plupart du temps qualifiée par les parents lorsqu'ils viennent consulter le médecin. Le petit volume, la coloration rosée et l'irréductibilité sont des caractères suffisants pour distinguer la végétation de la hernie.

On a rencontré à l'ombilic des kystes sébacées (obs. VII de Lannelongue), mais l'aspect particulier de ces petites tumeurs liquides recouvertes par la peau est bien caractéristique.

Les nævus de la région ombilicale sont moins saillants ; ils dépassent ordinairement le bourrelet, leur couleur est plus foncée, ils sont turgescents, leur coloration s'accroît par les cris de l'enfant et disparaît momentanément à la pression du doigt.

Nous éliminons de suite les tumeurs stercorales ou urinaires de cette région qui sont toujours congénitales, beaucoup plus molles et réductibles, pour en arriver aux tumeurs adénoïdes diverticulaires dont la ressemblance est très grande avec les végétations.

Un double caractère les distingue déjà : les tumeurs adénoïdes sont beaucoup plus rares et elles datent de la naissance, tandis que les végétations sont presque communes et n'apparaissent que plus tard, au moment ou après la chute du cordon.

De plus leur aspect n'est pas le même : la tumeur adénoïde est moins molle, plus élastique, elle n'a pas cet aspect granuleux, fongoïde des végétations. Enfin, elles ne s'accompagnent jamais d'un écoulement séro-purulent abondant qui tache les linges en jaune; à peine laissent-elles suinter un peu de liquide muqueux.

L'abondance de l'écoulement de pus dans les cas de végétations est tellement spécial à ce genre de tumeurs, que l'on doit se demander si la présence de ce pus n'entre pas pour une grande part dans leur apparition.

Avant de tracer les caractères anatomiques des végétations, nous allons citer deux de nos observations de végétations ombilicales. Nous les avons recueillies dans le service de notre excellent maître, M. de Saint-Germain, avec l'aide de notre ami et collègue Didier. Nous ne donnerons pas les trois autres cas que nous avons observés ; la ressemblance clinique était absolue, mais l'examen histologique n'ayant pas été pratiqué, nous ne pouvons présumer de la structure de ces tumeurs.

Nous avons emprunté pour notre description les observations de granulomes, cités par les auteurs et en particulier les trois cas du mémoire de MM. Lannelongue et Frémont.

OBSERVATION I. *Végétation de l'ombilic.* (*Papillome.*) — B..., 2 mois. Le cordon a été lié par un médecin sans aucune particularité. La chute du cordon a eu lieu au bout de sept jours. L'enfant avait 15 jours quand la mère a remarqué une suppuration à l'ombilic et l'apparition d'une petite tumeur.

L'écoulement purulent a continué depuis cette époque; la petite tumeur, grosse aujourd'hui comme un gros pois, était, paraît-il, plus saillante il y a quelques jours; elle tendrait à diminuer.

Petite saillie rouge pâle, de 1 demi-centimètre de diamètre en tous sens, irréductible, dont la base offre une petite ulcération. On l'enlève avec un fil.

L'examen histologique, que nous devons à notre ami Albarran, a donné les résultats suivants :

La tumeur est un papillome; elle est formée par un tissu conjonctif jeune, peu organisé, dans lequel on trouve quelques faisceaux conjonctifs minces et une grande quantité d'éléments cellulaires arrondis, à gros noyau, entouré d'une mince couche de protoplasma granuleux.

Il existe de nombreux vaisseaux de petit calibre : les uns sont des capillaires assez larges, dont la paroi est formée de cellules endothéliales tuméfiées ; les autres, plus volumineux, ont une lumière étroite limitée par une paroi formée de plusieurs couches concentriques de cellules aplaties fusiformes à la coupe.

Coiffant cette partie centrale, la recouvrant de toutes parts en envoyant des prolongements plus ou moins longs et réguliers dans le tissu conjonctif, de manière à limiter de longues papilles, on voit un revêtement épithélial pavimenteux stratifié tout à fait analogue à celui de la peau.

Il s'agit ici d'un papillome à stroma embryonnaire.

Observation II. *Végétation de l'ombilic.* — P... (Henri), âgé de 2 mois, est amené le jeudi 20 mai pour être opéré d'une tumeur de l'ombilic.

Enfant né à terme, la ligature a été faite par une sage-femme, le cordon est tombé au bout de cinq jours. Ce n'est que trois ou quatre jours après, c'est-à-dire vers le 8e et 9e jour après la naissance, que la mère s'est aperçue d'une petite tumeur de l'ombilic et surtout de l'apparition d'un écoulement plus abondant à ce niveau. Cette sécrétion, d'aspect purulent, augmentait en quantité en même temps que la tumeur. Celle-ci, d'abord grosse comme une tête d'épingle, puis comme un pois, est arrivée à dépasser un peu ce volume et à s'allonger. Son développement est arrêté depuis trois semaines. Pas de troubles de la santé.

État actuel : A la partie inférieure de la dépression ombilicale, existe une saillie rouge, cylindrique, de 1 centimètre de large sur 1 centimètre et demi de longueur ; son aspect est grenu et sillonné de dépressions.

Elle ne disparaît pas à la pression, est irréductible, et n'augmente pas les cris de l'enfant. Sa consistance est souple et mollasse.

La partie inférieure est tachée de pus, et sa base d'implantation est baignée dans une petite quantité de liquide de même nature.

Ablation par section du pédicule avec un fil.

Examen histologique fait par notre ami et collègue Albarran au laboratoire d'histologie du Collège de France. — La tumeur est formée de deux lobes d'inégale grandeur et de structure analogue.

Des faisceaux et des fibrilles de tissu conjonctif s'entrecroisent assez régulièrement, de façon à limiter de larges alvéoles dans lesquels sont contenus les éléments cellulaires. Ceux-ci, très abondants par rapport au stroma fibrillaire, sont des cellules embryonnaires à noyaux plongées dans une substance intercellulaire granuleuse très abondante par places.

Vers la périphérie de la tumeur, ce tissu conjonctif devient plus dense et c'est une bande de ce tissu plus ferme qui divise la tumeur en deux lobes.

On est frappé de la quantité considérable de petits vaisseaux sanguins contenus dans cette tumeur. Quelques-uns sont de véritables capillaires embryonnaires ; la plupart ont une épaisse paroi formée de cellules jeunes en cercles concentriques et on en voit qui sont totalement oblitérées par la prolifération de leur paroi.

Le tiers environ de la circonférence de la tumeur est recouvert d'un revêtement épithélial stratifié.

Cette tumeur est assez difficile à classer : embryonnaire par son organisation ; se rapprochant du tissu muqueux par la substance intercellulaire, elle diffère des myômes et par la forme arrondie de ses cellules et par la disposition alvéolaire des fibrilles conjonctives. Cette dernière particularité la rapproche plutôt des sarcomes alvéolaires de Billroth.

Nous avons pu constater aisément dans ces deux cas, sur les préparations de notre ami Albarran, la richesse de ces tumeurs en tissu embryonnaire, l'abondance des fibres de tissu conjonctif et la grande quantité de vaisseaux de nouvelle formation.

Les végétations de l'ombilic offrent, au point de vue histologique, plusieurs variétés ; il n'est donc pas étonnant qu'on leur ait donné différentes dénominations et qu'on y ait fait rentrer tour à tour les myômes, les sarcomes, les granulomes et les papillomes.

Le fait est que chacune de ces tumeurs a été rencontrée et que, dans bien des cas, les végétations offrent des types mixtes selon la prédominance de tel ou tel élément anatomique.

Virchow croit que « ces tumeurs sont moins des angiomes que des myxosarcomes télangiectasiques ». Notre seconde observation répond parfaitement à cette hypothèse, tandis que la première se rapporte à un cas de papillome.

Nous avons tenu à conserver le nom de végétations de l'ombilic qui comprend ces diverses variétés, d'aspect clinique identique, afin d'en faciliter l'étude et de pouvoir les distinguer des tumeurs congénitales de cette région à structure toute spéciale, comme nous allons le voir.

Mais un caractère commun à ces végétations est leur richesse en tissu embryonnaire et en vaisseaux de nouvelle formation dont quelques-uns sont le siège d'endartérites.

Ces particularités peuvent peut-être s'expliquer lorsqu'on songe que la chute du cordon ombilical et l'oblitération des artères n'a pas lieu par un travail d'ulcération, mais par un travail spécial qui s'accompagne dans les artères d'une prolifération cellulaire de leur tunique moyenne.

Comme ce n'est qu'après l'examen histologique qu'on sera renseigné sur la véritable structure de ces végétations, nous devons donner les caractères des tumeurs qui leur ressemblent le plus : les tumeurs adénoïdes dont nous avons vu tout à l'heure les caractères cliniques.

Les tumeurs adénoïdes ont une structure toute différente, leur tissu est « celui d'une paroi de l'intestin ayant subi de « profondes modifications, les papilles et surtout les glandes « s'y montrent en nombre et en proportions gigantesques, les « diverses couches sont altérées. »

Il suffit de jeter les yeux sur les planches qui accompagnent le mémoire de Lannelongue et Frémont pour se faire une idée de la structure spéciale de ces tumeurs congénitales dues à une hernie d'un diverticule intestinal.

Le traitement de ces végétations est des plus simples. On a essayé des cautérisations avec le nitrate d'argent, les applications de perchlorure de fer, de sulfure de zinc ou de poudre de calomel. Mais la lenteur de ces moyens, qui cependant ont suffi dans certains cas, les a fait abandonner. On a mis alors en usage la ligature du pédicule avec un fil qu'on laisse en place, la tumeur se fléchit et tombe d'elle-même en quelques jours. Holmes procédait ainsi, et dans deux cas qu'il rapporte, la section était complète en trente-quatre heures.

Il nous paraît préférable et plus expéditif d'opérer la section en une seule fois et cette section peut se faire de deux façons, ou bien avec des ciseaux, comme le professeur Lannelongue, ou bien d'après le procédé de notre maître M. de Saint-Germain, en opérant de la façon suivante :

On passe autour de la base de la tumeur un fil de soie trempé dans l'eau phéniquée ; le fil est conduit aussi profondément que possible, et ce résultat est obtenu en faisant attirer au dehors avec une pince la tumeur, pendant qu'on déprime le bourrelet ombilical. Le pédicule est fortement serré par le nœud du fil, on attend quelques instants et on imprime une légère traction qui suffit pour détacher la tumeur et même il arrive que la constriction seule donne ce résultat. C'est à peine s'il s'écoule quelques gouttes de sang. Le pansement consiste en une rondelle d'amadou maintenu par deux bandelettes de diachylon qui se croisent sur la région ombilicale. Au bout de sept jours, ces bandelettes sont enlevées et la cicatrisation est complète. Dans aucun des cinq cas que nous avons observés cette année, il n'y a eu la moindre difficulté ni complication.

M. de Saint-Germain ne cautérise pas la surface de section au crayon de nitrate d'argent, comme le font beaucoup d'opérateurs ; dans ce procédé, la section, se faisant par écrasement, est moins nette et il n'y a pas tendance à l'hémorrhagie, toujours à éviter chez les nouveau-nés.

Le seul point délicat et un peu difficile de ce procédé est la profondeur du pédicule. Aussi Dugès conseillait-il de faire une première ligature pour attirer le fongus au dehors et placer plus convenablement le second fil destiné à enserrer le pédicule.

Nous sommes loin, avec ces procédés si simples, d'avoir besoin d'instruments spéciaux, comme par exemple des ciseaux de Cooper, que conseille Steiner, pour exciser ces tumeurs.

Paris. — Typ. A. PARENT, A. DAVY, succ., imp. de la Fac. de méd., 52, rue Madame et rue Corneille, 3.

www.ingramcontent.com/pod-product-compliance
Lightning Source LLC
LaVergne TN
LVHW050257030726
842520LV00006B/2427